Docteur MAZURÉ   et   Docteur P. DEBRAY

Ancien externe des Hôpitaux de Paris

de COMBLES (Somme)

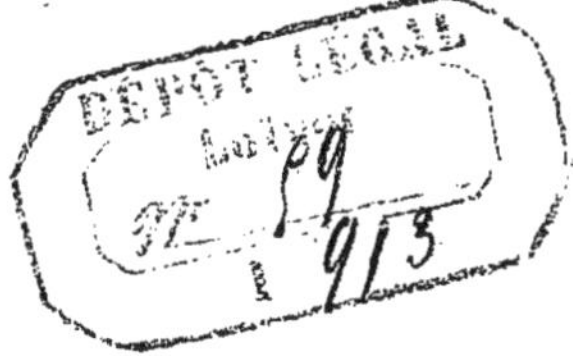

Deux Années

de

CHIRURGIE A LA CAMPAGNE

Préparation d'une Opération
Sûreté de Stérilisation par un Matériel
simple et économique

AVEC FIGURES

Préface de M. le Professeur MARION

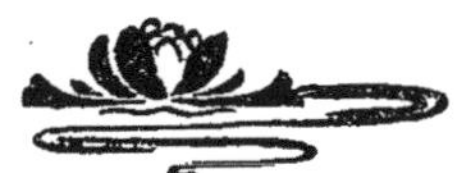

PARIS

A. MALOINE, ÉDITEUR

25-27, Rue de l'Ecole-de-Médecine, 25-27

1913

Deux Années

de

CHIRURGIE A LA CAMPAGNE

Préparation d'une Opération
Sûreté de Stérilisation par un Matériel
simple et économique

Docteur MAZURÉ   et   Docteur P. DEBRAY
Ancien externe des Hôpitaux de Paris
de COMBLES (Somme)

Deux Années

de

CHIRURGIE A LA CAMPAGNE

Préparation d'une Opération
Sûreté de Stérilisation par un Matériel simple et économique

AVEC FIGURES

Préface de M. le Professeur MARION

PARIS

A. MALOINE, ÉDITEUR

25-27, Rue de l'Ecole-de-Médecine, 25-27

1913

PRÉFACE

J'ai lu avec infiniment de plaisir les pages qui suivent, parce que leurs auteurs ont vécu tout ce qu'ils y racontent et parce qu'on voit à chaque instant comment l'ingéniosité de médecins de campagne qui aiment véritablement leur métier est capable de suppléer aux ressources que nous, chirurgiens de ville, trouvons tout naturel d'avoir à notre disposition dans nos hôpitaux ou nos maisons de santé.

A la campagne tout fait défaut, il faut donc savoir improviser et pour n'avoir rien à se reprocher, aucun accident à regretter, il faut que cette improvisation soit parfaite. C'est une salle d'opération à organiser, des instruments, des objets de pansement à stériliser, etc. Les Docteurs Mazuré et Debray nous racontent après deux ans de pratique chirurgicale à la campagne comment ils sont arrivés à suppléer à tout ce qui leur manquait, et l'on peut dire que le chirurgien le plus aseptique ne trouve rien à reprendre aux conseils qu'ils donnent. Ils entrent dans les plus petits détails, et par là-même ne laissent rien à l'imprévu dans cette préparation d'une opération, préparation dont dépend en grande partie le succès de l'intervention. Aussi MM. Mazuré et Debray peuvent-ils nous apporter une statistique déjà imposante d'opérations très variées et parfois très importantes toutes suivies de succès.

Leur technique a donc fait ses preuves; théoriquement on ne peut rien leur reprocher, mais ce qui vaut mieux encore, deux années de pratique ont démontré sa valeur.

C'est dire que tous ceux qui se trouvent dans les mêmes conditions qu'eux, confrères perdus dans les campagnes, loin d'une installation toute prête, qui ont du goût pour la chirurgie, pas maladroits de leurs mains, auront grand intérêt à lire cet opuscule. Il leur indiquera la façon simple, pratique de réaliser rapidement et à peu de frais une installation de fortune absolument suffisante pour le cas d'urgence ou de petite chirurgie en présence duquel ils sont un jour appelés à se trouver et grâce à laquelle, leur savoir et leur adresse aidant, ils conduiront à bonne fin l'intervention qui échouerait faute d'une précaution antiseptique.

Professeur MARION

Deux Années de Chirurgie à la Campagne

INTRODUCTION

Si le chirurgien de ville qui dispose d'un personnel expérimenté, d'un matériel et d'un local toujours le même, peut se contenter d'être un clinicien avisé et un opérateur adroit, il n'en est pas de même du chirurgien de campagne : à ces qualités de son confrère de la ville, il doit en ajouter d'autres. Comme il opère aujourd'hui ici, demain là-bas, parfois dans des taudis, avec comme aides non médicaux les premiers venus parmi les paysans, dans un milieu jamais le même, il doit en peu de temps savoir tirer parti de ce qui se trouve à sa portée et l'adapter à un but précis, en un mot, il doit faire beaucoup avec peu de chose.

Nous nous sommes trouvés, il y a deux ans, dans ces conditions, et nous sommes parvenus à créer pour l'exercice de la chirurgie à la campagne un matériel original et très simple. — Ces deux années de pratique nous ayant montré que ce matériel est suffisant dans presque tous les cas et nous ayant surtout prouvé, ce qui n'est pas admis par tous, qu'à peu de frais on peut faire à domicile de la chirurgie aussi aseptique que dans les cliniques les mieux organisées, nous pensons le moment venu de faire profiter nos confrères de notre expérience.

Que ceux surtout qui aiment la vie tranquille ne lisent

pas ces pages et ne soient pas tentés de les mettre en pratique. Il leur faudrait sortir de leurs occupations habituelles
pour décider d'abord l'intervention — ce qui ne va pas toujours sans peine — pour prévenir les confrères — aide et
chloroformisateur — pour stériliser eux-mêmes l'eau, les
champs, les compresses et les instruments ; le jour de l'intervention, il leur faudra se transformer en tapissiers,
monter à l'échelle, prendre le marteau, taper des clous,
s'occuper de la cuisine pré-opératoire ; après l'opération, il
leur faudra encore brosser et savonner les instruments
avant de les remettre en place ; sans compter à côté de ces
soins matériels, les soucis et préoccupations qu'amène avec
elle une intervention.

L'accomplissement de ces diverses besognes ne plaît pas
à chacun, et pourtant nous sommes persuadés que c'est en
présidant lui-même à tous ces préparatifs que le chirurgien
de campagne se prépare des succès opératoires brillants.

STÉRILISATION

Matériel. — Il n'y a pas de chirurgie possible sans une bonne stérilisation et celle-ci ne peut se faire qu'avec un outillage que l'on prétend devoir être assez compliqué. — L'étuve sèche, la plus simple à pratiquer, ne vaut rien, dit-on, et il faut, pour obtenir une stérilisation sûre, avoir recours à l'autoclave. Marion, dans son *Manuel de Technique chirurgicale*, s'étend assez longuement sur ce sujet et dit

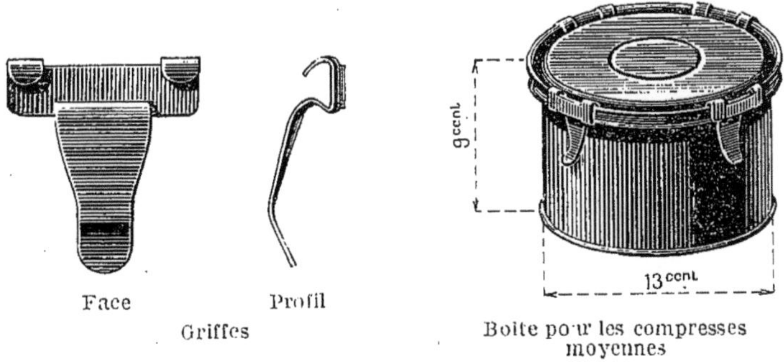

Face   Profil

Griffes

Boîte pour les compresses moyennes

que la chaleur sèche est un merveilleux moyen de stérilisation, mais qu'elle nécessite, pour être mise en œuvre, un appareil qui n'est pas entre toutes les mains.

Ceci étant admis et pour ne pas grever notre budget de l'achat d'un Poupinel, nos recherches se sont orientées vers les différents modèles de fours portatifs du commerce. Nous avons trouvé un four en tôle noire, à double paroi, qui, avec quelques modifications et additions, devient une étuve parfaite. Il en existe deux formats différents : le plus petit nous sert à la stérilisation des boîtes à compresses et à instruments, la répartition de la chaleur y étant plus uniforme ; l'autre est réservé à la stérilisation des plateaux, cuvettes, instruments et en général de tout ce qui peut supporter la chaleur sèche, au retour de nos interventions septiques.

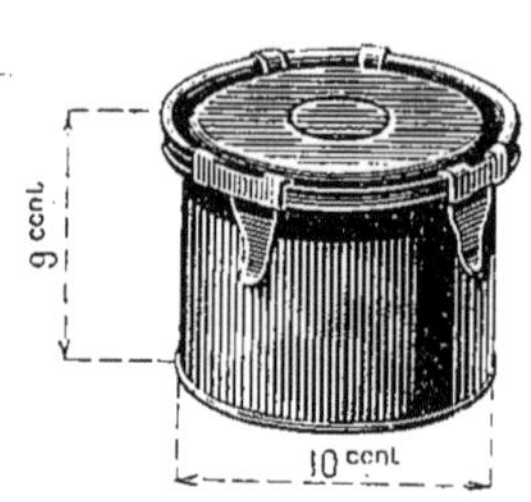

Boîte pour les petites compresses

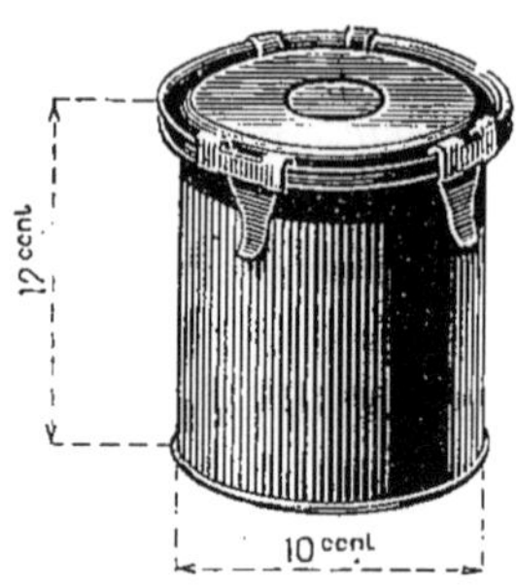

Boîte pour les petites compresses

Le gaz n'étant pas très répandu à la campagne, le chauffage à l'alcool nécessitant un appareil qu'on ne trouve pas partout, qui est peu réglable et utilisant d'ailleurs un combustible coûteux, nous nous servons comme source de chaleur du réchaud à pétrole dit « Flamme Bleue ». C'est un instrument très réglable et qui nous donne dans l'étuve une température ne variant pas d'un demi-degré, pendant nos stérilisations. C'est là encore une condition importante d'un bon résultat et on voit que nous la réalisons à peu de frais et aussi complètement qu'avec

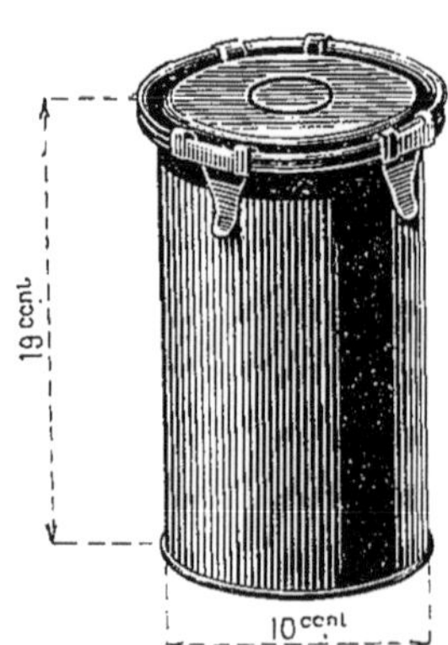

Boîte pour l'ouate

n'importe quelle installation plus compliquée.

Ces deux objets : étuve et source de chaleur, étant trouvés, il nous manquait encore le récipient où nous stériliserions

ouate et gaze. Les boîtes en métal de forme haute, fermant
par un couvercle ordinaire et dont la solution de continuité
est recouverte, après le passage à l'étuve, d'une bande de
papier, ne pouvant réellement pas convenir, nous avons
cherché autre chose. Différents modèles de boîtes ont
été essayés et enfin nous avons découvert le récipient
rêvé. Ce sont des boîtes en métal dont il existe différentes formes. Le couvercle s'applique dans la destination
première sur une rondelle de caoutchouc, des griffes pre-
nant le couvercle et se rabattant sur les côtés de la boîte,
écrasent cette rondelle et procurent une fermeture her-
métique ; mais cette matière ne résistant pas à 150 degrés
nous l'avons remplacée par une feuille d'ouate tenue serrée

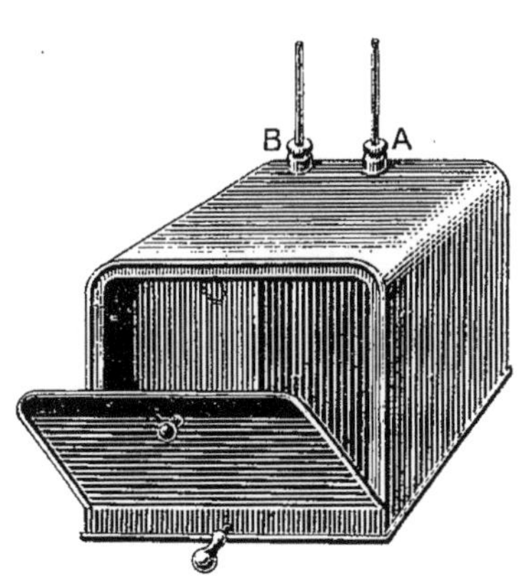

par les griffes entre le couvercle et le bord de la boîte.
Nous obtenons ainsi le joint
d'ouate que tout le monde
s'accorde à trouver préférable même à la soudure. Ces
boîtes étaient destinées à
des conserves alimentaires,
nous en faisons des boîtes à
compresses très bien adap-
tées à leur nouveau rôle. Il
en existe différents modèles :
nous en avons retenu quatre : un pour la ouate, deux pour
les petites compresses et un pour les moyennes.

Nous répétons que tout ceci forme un ensemble parfait
qui nous donne des résultats inespérés, et nous a coûté,
comme prix d'achat, à peu près 80 francs; c'est à peine la
moitié du prix d'un Poupinel moyen.

Modifications à apporter au four. — Les deux tôles sont
percées à la partie supérieure et en un point A. Ces deux
orifices qui seront bien exactement l'un au-dessus de l'au-

tre, sont faits très facilement au moyen d'une mèche à bois de 2 centimètres environ de diamètre et montée sur un vilebrequin. Ces trous percés, introduire à force un tube de cuivre de 6 centimètres de longueur et portant, autant que possible, pour la solidité de l'ajustage, deux renflements latéraux à 1 centimètre de son bord supérieur. Un thermo-

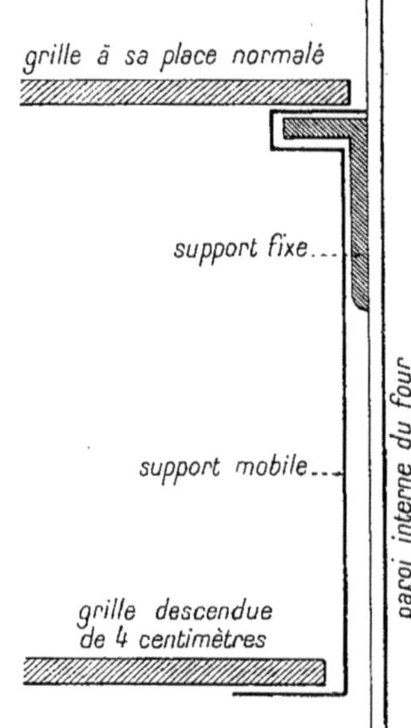

mètre à étuve à 200 degrés et un bouchon de liège perforé complètent cette installation. Le thermomètre, placé en A, permet une utilisation totale du four pour la stérilisation des boîtes ; il se trouve alors logé entre celles du fond. Pour la stérilisation de la boîte à instruments, nous avons percé en un autre point B les deux tôles et reproduit un dispositif semblable ; le thermomètre est alors dans un angle du four et nous permet d'utiliser sans perte la capacité totale de l'étuve.

Il est utile aussi d'abaisser de 4 centimètres la grille du bas, on peut ainsi stériliser à la fois quatre grandes boîtes (ouate) ou bien six boîtes plates (compresses) en deux étages. Cet abaissement a été obtenu au moyen d'un deuxième support mobile se fixant à celui existant déjà et dont la figure ci-contre montre en pointillé le profil. Le fond du four se composant de deux tôles mobiles l'une sur l'autre, il arrivait qu'en se gondolant sous l'action de la chaleur, elles laissaient pénétrer celle-ci directement dans l'étuve. Nous

avons remédié à cet inconvénient en tapissant la paroi infé-
rieure d'un carton d'amiante qui en épouse exactement les
contours. Le réchaud à pétrole et les boîtes à compresses
n'ont reçu aucune modification.

Stérilisation. Façon de procéder. Gaze. — Nous enroulons
autour d'un carton de 65 centimètres de long sur 40 de
large de la gaze non apprêtée (n° 8 ou 9) prise à même d'une
pièce de 65 mètres. Tous les huit ou dix tours nous cou-
pons la tranche au moyen d'un vieux couteau à amputation et nous avons des rectangles de gaze de 65 sur 40 :
la division de ces rectangles se fait en deux ou trois
parts, suivant que nous voulons des compresses petites ou
moyennes ; il ne reste plus qu'à les plier en ayant la précaution de ne pas laisser à l'extérieur de fils pouvant s'effilocher,
elles ont alors 7 sur 8 ou bien 8 sur 10.

Ces compresses placées en chicane et pas trop tassées,
seront, avant d'être mises en boîte, enveloppées dans un
carré de gaze dont les coins sont ramenés à la partie supérieure ; ces coins renversés au dehors au moment de l'emploi préserveront les mains de tout contact douteux. Entre
le contenu et le couvercle, on aura placé une feuille d'ouate
de la dimension de celui-ci et on se sera assuré au préalable
qu'elle est d'une épaisseur suffisante pour qu'à la fermeture
les griffes forcent un peu. Les boîtes ainsi préparées seront
assez pleines pour que le couvercle se tienne à 1 centimètre
environ au-dessus du bord de la boîte ; elles seront mises à
l'étuve et celle-ci sera placée sur le réchaud à pétrole. On
fait donner à ce dernier le maximum de chaleur et en six
à sept minutes le mercure est à 120° ; on baisse un peu les
mèches pour monter moins vite à 140° ou 145°, et après
quelques séances, on arrive facilement à connaître la flamme
nécessaire pour maintenir le mercure à 150°. Une fois le
réchaud réglé, la température reste d'une constance absolue
pendant l'heure de stérilisation, à condition toutefois que

l'opération se fasse dans une pièce bien close. On laisse les
boîtes se refroidir quelque temps au four, et une main
tenant la boîte, l'autre appuyant le couvercle, le tout est
sorti de l'étuve et les griffes sont placées.

Pour l'ouate, nous découpons dans un paquet de
250 grammes du commerce, des rectangles de 45 sur 20 et

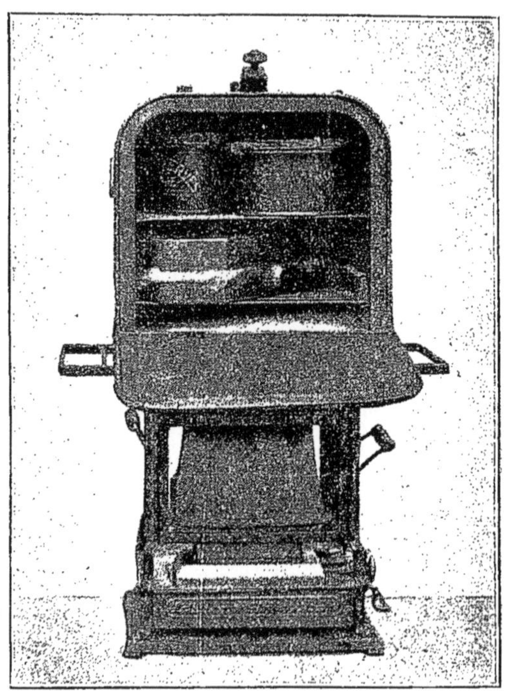

Boîtes à compresses et à instruments prêtes pour la stérilisation
Notre source de chaleur : Réchaud flamme bleue.

de 2 centimètres environ d'épaisseur. Ils sont roulés peu
serré, mis en boîte et stérilisés de la même façon que la
gaze, c'est-à-dire avec couvercle non appuyé.

Les tubes témoins à 120° et à 130° qui nous ont servi
lors de nos premières expériences ont toujours été trouvés

fondus, en quelque endroit de la masse à stériliser qu'ils aient été placés, ceux à 140° l'ont été souvent.

Cette température de 150° pendant une heure roussit un peu le coton, mais les compresses restent parfaites.

Nos *champs* sont stérilisés par ébullition au domicile du malade, ou bien chez un voisin ; nous nous occupons nous-mêmes de cette préparation la veille, ou simplement, si le temps nous manque, quelques heures avant l'intervention. Une marmite émaillée avec couvercle sera nettoyée sérieusement, puis flambée de même ainsi que son couvercle dont on aura eu soin de vérifier l'exacte adaptation. On l'emplira d'eau aux trois quarts et on y jettera une grosse poignée de sel gris. Les champs sont de vulgaires serviettes ou torchons sortant de l'armoire ; ils seront au nombre de six ou huit et enveloppés dans un autre linge dont les coins seront noués. Nous joignons généralement à ces serviettes une demi-douzaine de mouchoirs qui nous servent à recouvrir les plateaux à instruments, puis le tout est mis à l'eau. Le bouton ou la poignée du couvercle est ficelé aux anneaux qui retiennent l'anse du récipient, et on aura bien soin de recommander que sous aucun prétexte la ficelle ne soit enlevée. La ménagère attendra que le bruissement de l'eau se fasse entendre et elle comptera à partir de ce moment une heure entière d'ébullition.

L'*eau* pour les mains ou pour les besoins de l'opération sera stérilisée aussi dans une marmite avec couvercle ficelé et nous recommandons que pour l'heure approximative de l'intervention ces liquides soient à un degré raisonnable de chaleur, ce dont on s'assurera par l'apposition des mains sur les récipients.

Les *instruments* sont stérilisés à la chaleur sèche dans une boîte de cuivre que nous avons fait construire spécialement. Nous la plaçons en diagonale dans le four et la forme ronde de ses extrémités fait que nous y stérilisons des

curettes de 32 centimètres, quoique l'étuve n'ait que
26 1/2 sur 28. Les instruments mis sur de l'ouate, au fond
de la boîte, sont chauffés au four une dizaine de minutes;
au bout de ce temps, la buée qui les ternit a disparu, on les
recouvre d'ouate, on place le couvercle et son joint de coton
et la stérilisation commence. Trois quarts d'heure à 150°
suffisent.

Les *plateaux* pour instruments, les *cuvettes* pour le lavage
des mains et pour l'eau iodée, la louche à puiser l'eau et le
petit bol à iode seront flambés à deux ou trois reprises différentes. Pour plus de sécurité, nous recouvrons les plateaux d'un linge bouilli. Pendant les premiers instants du
chloroforme, pour éviter que les poussières dégagées par les
aides qui maintiennent le patient ne viennent contaminer
les outils dont nous venons de garnir les plateaux, nous
recouvrons le tout d'un autre linge bouilli ; c'est une bonne
précaution aussi pour cacher à un malade pusillanime ses
instruments de torture.

Les *blouses*, tabliers et calottes dont nous nous recouvrons
pour opérer, sont lessivés chez l'un de nous après chaque
intervention. Un savonnage et un repassage sérieux sem-
blent suffisants après nos opérations aseptiques. Nous les
faisons toujours bouillir après les interventions septiques.
Ces vêtements sont d'ailleurs enfermés, aussitôt après le
repassage, dans un sac en toile lessivé et repassé lui-même
et qui ne sera ouvert qu'au moment de l'emploi. Nous esti-
mons la calotte indispensable, car il arrive parfois que dans
le cours d'une intervention à champ restreint nos deux
têtes se touchent, et nos cheveux, s'ils n'étaient pas proté-
gés, pourraient laisser tomber dans le champ opératoire
des poussières dangereuses. Nous avons essayé le masque,
mais il est incommode, nous nous contentons de causer le
moins possible et surtout de ne pas laisser échapper de
salive. Le col de nos blouses est épinglé, serré au cou, et les

manches, coupées à mi-bras, y sont serrées par une épingle de sûreté. Les aides non médicaux nécessaires pendant la durée de l'intervention (Halsted, amputation, etc.) sont recouverts d'une chemise propre.

Les *brosses* qui vont servir à la désinfection des mains sont mises à bouillir aussitôt notre arrivée auprès du malade. Nous mettons dans une même casserole à couvercle ces brosses, les drains et la seringue dont le chloroformisateur peut avoir besoin ; le moment venu, les brosses sont retirées et le reste est laissé à bouillir.

La *désinfection des mains* se compose d'un brossage et savonnage sérieux à l'eau bouillie très chaude pendant un quart d'heure exactement, d'un rinçage à l'alcool à brûler versé d'un litre muni d'un bouchon verseur, et d'un séjour dans l'eau bouillie iodée d'une demi-minute environ. Ce séjour sera renouvelé plusieurs fois avant l'opération et pendant : il aura alors l'avantage de débarrasser les mains du sang qui les souille. Certains ne manqueront pas de remarquer que cette désinfection est sommaire, nous leur répondrons en invoquant notre statistique. Il est bien entendu que si nous apportons à la désinfection des mains (espaces interdigitaux, bord cubital et rainures unguéales) un soin tout particulier, nous stérilisons aussi les bras jusqu'au-dessus du coude.

Le *champ opératoire* sera dès la veille, si c'est possible, savonné largement, rasé, puis il sera recouvert d'un linge propre ; le lendemain on le badigeonnera, avant de placer les champs, de deux ou trois couches de teinture d'iode coupée d'un tiers d'alcool à brûler. Cette façon de procéder nous permet de ne pas être économes, ni du colorant ni de la surface à colorer et nous recouvrons de teinture une surface bien plus large que le petit rectangle bordé de champs où va porter le bistouri.

Préparation du local

Le choix de la pièce à transformer en salle d'opération est souvent très limité ; et l'on doit se contenter parfois d'un réduit de dimensions restreintes où la lumière pénètre en quantité à peine suffisante. Toutefois, il est toujours possible d'obtenir une propreté convenable avec la méthode décrite ci-dessous.

Sol. — Le sol sera lavé à grande eau la veille de l'opération et le matin même, arrosé largement de façon à y fixer les poussières.

Plafond. — Si le plafond est peint à l'huile, un lavage à l'éponge suffit généralement, mais il est préférable d'user du procédé suivant qui donne toute sécurité.

Prendre un drap fraîchement lessivé et repassé, et fixer aux quatre coins par un solide nœud une certaine longueur de corde qui servira à suspendre et à tendre le drap aux clous préalablement plantés aux poutres. Vous aurez ainsi disposé un protecteur imperméable aux poussières qui tomberont infailliblement au moment du flambage des cuvettes ; de plus, avec ce système, vous évitez de détériorer la toile en la clouant directement, ce qui vous réserve le plus gracieux sourire de la ménagère. Si vous craignez le contact des murs, tapissez-les de la même façon et vous aurez créé ainsi une petite chambre où vous pourrez évoluer sans risque de contamination.

Table d'opération. — Au centre de la pièce et vis-à-vis de la fenêtre, vous disposez une longue table à pieds carrés (on en trouve chez les débitants) ; vous la recouvrez d'une couverture pliée au moins en deux épaisseurs, d'une toile cirée (tapis de table) et d'un drap propre ; ce sera cette table qui recevra le futur opéré.

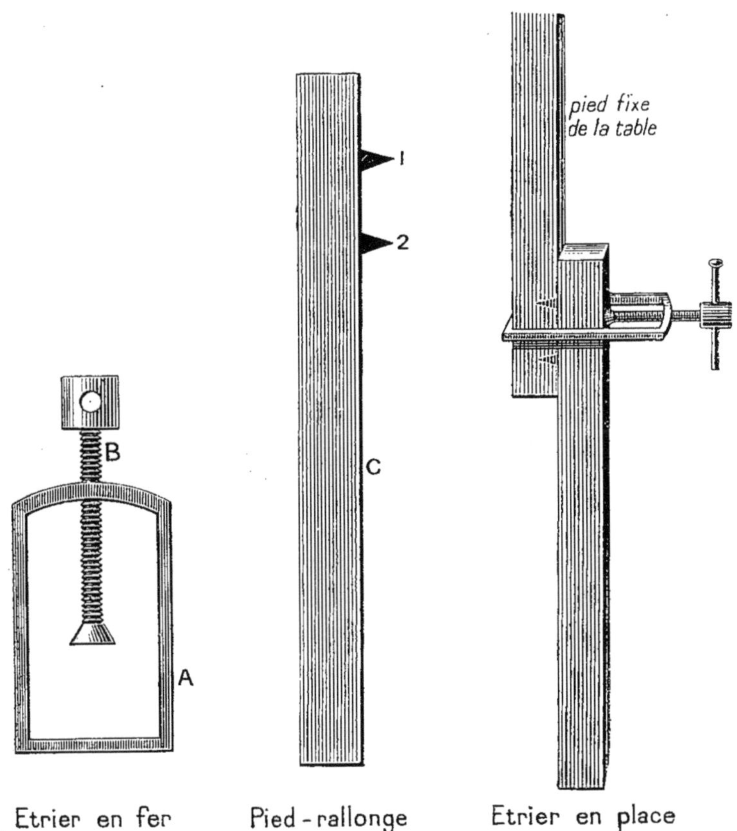

Etrier en fer   Pied-rallonge   Etrier en place

Il est difficile de trouver une table possédant des pieds de longueur suffisante pour éviter à l'opérateur la fatigante position penchée. Pour remédier à cet inconvénient, nous avons imaginé le dispositif suivant :

Nous avons fait fabriquer par un maréchal-ferrant quatre étriers en fer A, d'environ 7 centimètres de largeur, avec vis de pression B. D'un autre côté, par un menuisier, quatre pieds-rallonges en chêne C, d'environ 50 centimètres de longueur, et qui portent, sur une face, deux pointes (1 et 2) en fer de 1 centimètre de longueur. Sous l'effort de l'étrier actionné par la vis B, ces pointes entrent dans le bois des pieds fixes de la table et empêchent ainsi tout glissement entre les surfaces lisses qui se trouvent en contact. Il vous est donc possible de placer votre table à la hauteur convenable, et en même temps, si elle est boiteuse, de la rendre très stable. Vous pouvez facilement créer un plan incliné si besoin en était.

Tables à instruments. — De chaque côté de cette première table, sera placée une autre plus petite recouverte de serviettes propres.

L'une (côté de l'opérateur) servira à porter : 1º un plateau muni des instruments ; 2º une cuvette contenant de l'eau iodée ; 3º une boîte de compresses.

L'autre (côté de l'aide), portera également : 1º un plateau avec pinces et fils à ligatures ; 2º une cuvette à l'eau iodée ; 3º boîtes de compresses ; 4º le bol à teinture d'iode.

Dans le fond de la pièce, une quatrième table sera disposée pour recevoir les cuvettes nécessaires à la désinfection des mains, ainsi qu'une assiette contenant des morceaux de savon blanc.

La pièce sera en outre chauffée suffisamment à l'aide d'un pœle que l'on se gardera bien d'ouvrir pendant toute la durée de l'intervention, et dans le four duquel seront placées quelques briques destinées à bassiner le lit où doit reposer l'opéré.

En action. — Pour faire vite, il est nécessaire de se partager la besogne, et autant que possible, de conserver chacun le même emploi à chaque séance.

Tandis que l'un s'occupe de tapisser la salle, l'autre vide la valise, fait bouillir brosses et seringue, et fixe les pieds-rallonges. Puis, ensemble, disposer les tables, les revêtir des linges appropriés, y placer les ustensiles convenables et les flamber une première fois.

Le troisième prépare le chloroforme, rase le malade si nécessaire, et surveille la température des marmites ; il enlève les griffes des boîtes de compresses, le couvercle restant à demeure jusqu'à la dernière minute. Aussitôt la désinfection des mains, les plateaux sont revêtus d'une serviette bouillie ; les instruments, fils, etc., y sont placés et recouverts d'une autre serviette également stérile. Pendant ce temps le malade a été endormi ; il ne reste plus qu'à le recouvrir largement de champs stériles, et l'opération commence.

Une petite heure a suffi pour tout préparer.

Description du matériel ambulant. — Afin d'éviter tout oubli dans les préparatifs des objets à emporter pour chaque intervention, nous avons adopté une « valise chirurgicale » dans laquelle reste à demeure tout le matériel dont l'énumération suit :

Dans l'un de ces paniers en rotin que l'on trouve dans le commerce et dont les deux parties s'emboîtent l'une dans l'autre, sont placés :

1o La boîte en métal contenant les instruments stérilisés ;

2o Deux plateaux émaillés

3o Quatre cuvettes émaillées de différents diamètres leur permettant de s'emboîter aussi les unes dans les autres ;

4o Un petit bol émaillé pour la teinture d'iode ;

5o Un rasoir ;

6o Deux brosses ;

7o Une boîte contenant une seringue de Pravaz et une

série d'ampoules (caféine, morphine, cocaïne, éther, huile camphrée) ;

8° Un flacon compte-goutte pour le chloroforme ;

9° Deux flacons 30 grammes de chloroforme ;

10° Un bouchon-verseur pour la bouteille à alcool ;

11° Un sac en forte toile contenant les blouses, tabliers et calottes ;

12° Des fils à ligatures (soie, crins) de la maison Corbière et Lindeux ;

13° Quatre boîtes de compresses stériles ;

14° Une boîte d'ouate stérilisée ;

15° Une ampoule 500 grammes de sérum physiologique avec aiguille, tube de caoutchouc et soufflerie de thermo-cautère ;

16° Les pieds-rallonges et les étriers ;

17° Une louche émaillée pour prendre l'eau bouillie ;

18° Des épingles de sûreté ;

Le tout maintenu fermé par deux solides courroies.

Cette valise de dimensions raisonnables ($60 \times 30 \times 30$) est très maniable et peut se placer facilement dans une voiture. Elle a en outre l'avantage d'être extensible à volonté ; ce qui permettrait, si besoin en était, d'y loger un supplément d'objets.

Nous ne pensons pas qu'il soit possible de simplifier encore un matériel aussi réduit et si peu coûteux, surtout celui de stérilisation. S'il n'est pas luxueux, il est facile à tenir propre, et, en chirurgie, c'est là le grand luxe ; s'il n'est pas compliqué, il est par cela même très transportable : économie d'un côté, simplicité de l'autre, ce sont deux qualités appréciées par tout bon compagnard.

Reste à savoir se servir de ce petit outillage ; il existe, au début, un peu d'appréhension, d'indécision, mais la sûreté, la quiétude viennent bientôt.

D'abord, pour être justes, nous devons, en passant, rendre hommage à M. le Professeur Marion dont le *Manuel de Technique chirurgicale*, si clair et si précis, nous a tenu lieu de guide précieux, et nous nous sommes toujours strictement conformés à ses indications pour les différents temps opératoires. C'est un volume qui contient le nécessaire et rien de plus ; comme simplicité, il rentre forcément dans notre cadre.

Puis sont venus les résultats, la preuve de la bonne asepsie de notre matériel. Tous nos opérés ont guéri sans suppuration, donc nous ne les infectons pas. Nous avons cependant ouvert des ventres dans des chambres où, sous les draps tendus, flottaient de nombreuses toiles d'araignées, etc., et où s'étalaient sur le sol de larges taches de boue : nous l'avons fait sans crainte, sûrs de l'asepsie de tout ce qui devait toucher l'opéré. C'est ce qui nous pousse à dire, et nous insistons sur ce point, qu'en étant méticuleux à l'extrême pour l'asepsie du champ opératoire, des mains et des objets destinés à l'opération, on peut se passer de salle spéciale.

Statistique. — Notre petite statistique vous donnera une idée de ce que nous avons pu faire :

1º Une opération césarienne (mère et enfant vivants) :
2º Trois amputations du sein (dont deux avec curage de l'aisselle) ;
3º Une hernie ombilicale (du volume d'une tête fœtale) ;
4º Une hernie épigastrique :
5º Cinq hernies étranglées dont une très volumineuse ;
6º Seize cures radicales de hernies crurales et inguinales ;
7º Amputations de bras, jambes, doigts :
8º Ablation de kystes du creux poplité (3 cas) :
9º Un anus artificiel ;
10º Une castration ;
11º Quantité de curetages utérins ;

12º Une périnéorrhaphie pour déchirure ancienne ;

13º Une trépanation ;

14º Ablation de différentes tumeurs sous-cutanées (lipomes) et cutanées (épithélioma, etc.).

Nous ne comptons pas les mastoïdites, pleurotomies, appendicites perforées et abcès appendiculaires qui sortent du cadre aseptique.

Aides. — Nous avons réservé pour la fin l'intéressante question des aides. Jusqu'à présent vous avez pu nous voir chercher partout l'économie ; il existe pourtant un point sur lequel il ne faut pas lésiner : c'est sur la présence de vos confrères voisins, car la trinité est indispensable : opérateur, aide et chloroformisateur.

Le mot confrère, même « cher », indique en général des rapports à peu près courtois tout simplement : il rend mal notre pensée. C'est une réelle amitié qui doit présider à vos relations et permettre de conserver entre vous votre franc-parler. Avant, pendant et après les opérations, chacun aura le droit d'émettre un avis, de faire une observation ou de critiquer ce que bon lui semblera : en bons camarades, aucun de vous ne devra se froisser. Nous insistons sur cette union nécessaire, amenant une confiance réciproque, et donnant à tout praticien de campagne, hélas ! si souvent isolé, le bonheur de sentir à ses côtés, non seulement un appui, mais un véritable ami.

Aussi nous serions des ingrats de passer sous silence l'aide et les conseils fournis par MM. les Docteurs Flour, de Bray-sur-Somme ; Pouillaude, de Le Transloy : et Baroux, de Martinpuich, eux qui ont toujours bien voulu nous prêter main-forte au premier appel et dont la bonne confraternité nous a permis d'obtenir ces quelques résultats.

C'est pourquoi, après chaque intervention et pendant le fastidieux nettoyage des instruments sur place, on est heureux de se sentir tous bien unis et de présenter au public l'image d'une concorde à laquelle il n'est certes pas toujours habitué. Et à chaque fois, en bouclant la « valise » pour le retour, nous avons la réelle satisfaction de voir le malade au sein de sa famille, d'avoir entretenu avec nos excellents confrères voisins des relations très amicales, et enfin, tout en faisant des choses intéressantes. nous sommes sûrs de n'avoir perdu ni notre temps, ni notre « journée ».

On trouve le four *Gloria* page 985 du catalogue 1912 de la Manufacture française d'Armes et Cycles de Saint-Etienne, et les boîtes pages 983 du dit : n^{cs} 3730 D (ouate) et 3730 C.. 3730 B., 3735 (compresses). On peut trouver le four également chez Allez à Paris.

TABLE DES MATIÈRES

Orléans. Imp. H. Tessier.